DIETA KETO 2021

DELICIOSAS RECETAS PARA PRINCIPIANTES

EMILIA SANCHEZ

Tabla de contenido

Introducción...6
    Tazas de taco 10
    Rollos de huevo de gallina sabrosos 12
    Papas Fritas De Queso Halloumi................................. 14
    Patatas fritas con jalapeño 15
    Deliciosas tazas de pepino 18
    Ensalada de caviar... 20
    Brochetas Marinadas 22
    Rollos de calabacín simples 24
    Galletas Verdes Simples 26
    Terrina De Queso Y Pesto.. 28
    Salsa de aguacate.. 30
    Virutas de huevo sabrosas 32
    Chili Lime Chips... 34
    Dip de alcachofa 37
Recetas cetogénicas de pescado y marisco 39
    Pastel de pescado especial 40
    Pescado al horno sabroso.. 44
    Tilapia increíble 46
    Trucha increíble y salsa especial 48
    Maravillosa Salsa de Trucha y Ghee 51
    Salmón asado 53
    Deliciosas albóndigas de salmón................................. 55
    Salmón Con Salsa De Alcaparras 58
    Ostras Sencillas A La Parrilla 60
    Fletán al horno.. 62
    Salmón en costra... 65
    Salmón Crema Agria 67
    Salmón a la plancha 69
    Tortas De Atún Sabrosas 71
    Bacalao Muy Sabroso 73
    Sabrosa Lubina Con Alcaparras 75
    Bacalao Con Rúcula... 77
    Fletán y verduras al horno.. 80

Pescado al curry sabroso...82
Camarones Deliciosos...84
Barramundi asado...86
Ensalada De Sardinas..89
Delicia de almejas italianas...91
Salmón Glaseado con Naranja 93
Deliciosa Salsa De Atún Y Chimichurri.........................95
Bocaditos de salmón y salsa de chile 97
Almejas irlandesas 100
Vieiras y uvas tostadas 102
Ostras Y Pico De Gallo.. 104
Calamar A La Parrilla Y Sabroso Guacamole.............. 106
Delicia de camarones y coliflor 108
Salmón Relleno De Camarones.................................... 111

Introducción

¿Quieres hacer un cambio en tu vida? ¿Quieres convertirte en una persona más saludable que pueda disfrutar de una vida nueva y mejorada? Entonces, definitivamente estás en el lugar correcto.

Estás a punto de descubrir una dieta maravillosa y muy saludable que ha cambiado millones de vidas. Hablamos de la dieta cetogénica, un estilo de vida que te hipnotizará y que te convertirá en una nueva persona en poco tiempo.

Entonces, sentémonos, relajémonos y descubramos más sobre la dieta cetogénica.

Una dieta cetogénica es baja en carbohidratos. Esta es la primera y una de las cosas más importantes que debe hacer ahora. Durante una dieta de este tipo, su cuerpo produce cetonas en el hígado y estas se utilizan como energía.

Su cuerpo producirá menos insulina y glucosa y se inducirá un estado de cetosis.

La cetosis es un proceso natural que aparece cuando nuestra ingesta de alimentos es menor de lo habitual. El cuerpo pronto se adaptará a este estado y por lo tanto podrás adelgazar en poco tiempo pero también estarás más saludable y mejorarás tu rendimiento físico y mental.

Sus niveles de azúcar en sangre mejorarán y no estará predispuesto a la diabetes.

Además, la epilepsia y las enfermedades cardíacas se pueden prevenir si sigue una dieta cetogénica.

Su colesterol mejorará y se sentirá increíble en poco tiempo.

¿Como suena eso?

Una dieta cetogénica es simple y fácil de seguir siempre que siga algunas reglas simples. No es necesario que hagas grandes cambios, pero hay algunas cosas que debes saber.

¡Así que aquí va!

¡Ahora comencemos nuestro mágico viaje culinario!

Estilo de vida cetogénico... ¡aquí vamos!

¡Disfrutar!

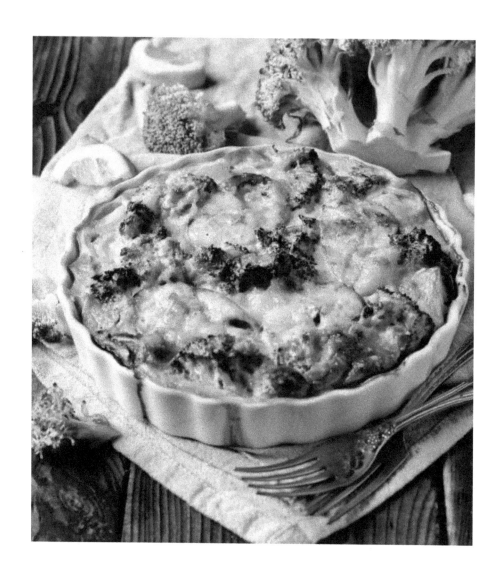

Nutrición: calorías 150, grasa 4, fibra 0.4, carbohidratos 1.1, proteína 3

Tazas de taco

¡Estas tazas para tacos son el aperitivo perfecto para la fiesta!

Tiempo de preparación: 10 minutos.

Tiempo de cocción: 40 minutos.

Porciones: 30

Ingredientes:

- 1 libra de carne molida
- 2 tazas de queso cheddar, rallado
- ¼ de taza de agua
- Sal y pimienta negra al gusto
- 2 cucharadas de comino
- 2 cucharadas de chile en polvo
- Pico de gallo para servir

Direcciones:

1. Divida una cucharada de queso parmesano en una bandeja para hornear forrada, introduzca en el horno a 350 grados F y hornee por 7 minutos.
2. Deje que el queso se enfríe durante 1 minuto, transfiéralo a moldes para mini cupcakes y déle forma de tazas.

3. Mientras tanto, caliente una sartén a fuego medio alto, agregue la carne, revuelva y cocine hasta que se dore.

4. Agrega el agua, la sal, la pimienta, el comino y el chile en polvo, revuelve y cocina por 5 minutos más.

5. Divida en tazas de queso, cubra con pico de gallo, transfiéralas todas a una fuente y sirva.

¡Disfrutar!

Nutrición: calorías 140, grasa 6, fibra 0, carbohidratos 6, proteína 15

Rollos de huevo de gallina sabrosos

¡Esto es justo lo que necesita! ¡Es el mejor aperitivo de fiesta cetogénica!

Tiempo de preparación: 2 horas y 10 minutos
Tiempo de cocción: 15 minutos.
Porciones: 12

Ingredientes:

- 4 onzas de queso azul
- 2 tazas de pollo cocido y finamente picado
- Sal y pimienta negra al gusto
- 2 cebollas verdes picadas
- 2 tallos de apio finamente picados
- ½ taza de salsa de tomate
- ½ cucharadita de eritritol
- 12 envoltorios de rollos de huevo
- Aceite vegetal

Direcciones:

1. En un bol mezclar la carne de pollo con queso azul, sal, pimienta, cebolleta, apio, salsa de tomate y edulcorante,

remover bien y conservar en el frigorífico durante 2 horas.

2. Coloque las envolturas de huevo en una superficie de trabajo, divida la mezcla de pollo sobre ellas, enrolle y selle los bordes.

3. Calentar una sartén con aceite vegetal a fuego medio alto, agregar los rollitos de huevo, cocinar hasta que estén dorados, voltear y cocinar por el otro lado también.

4. Disponer en una fuente y servirlos.

¡Disfrutar!

Nutrición: calorías 220, grasa 7, fibra 2, carbohidratos 6, proteína 10

Papas Fritas De Queso Halloumi

¡Estos son tan crujientes y deliciosos!

Tiempo de preparación: 10 minutos.

Tiempo de cocción: 5 minutos.

Porciones: 4

Ingredientes:

- 1 taza de salsa marinara
- 8 onzas de queso halloumi, secado y cortado en papas fritas
- 2 onzas de sebo

Direcciones:

1. Calentar una sartén con el sebo a fuego medio alto.
2. Agregue los trozos de halloumi, cubra, cocine durante 2 minutos por cada lado y transfiera a toallas de papel.
3. Escurre el exceso de grasa, transfiérelos a un bol y sírvelos con salsa marinara a un lado.

¡Disfrutar!

Nutrición: calorías 200, grasa 16, fibra 1, carbohidratos 1, proteína 13

Patatas fritas con jalapeño

¡Son tan fáciles de hacer en casa!

Tiempo de preparación: 10 minutos.

Tiempo de cocción: 25 minutos.

Porciones: 20

Ingredientes:

- 3 cucharadas de aceite de oliva
- 5 jalapeños, en rodajas
- 8 onzas de queso parmesano rallado
- ½ cucharadita de cebolla en polvo
- Sal y pimienta negra al gusto
- Salsa Tabasco para servir

Direcciones:

1. En un tazón, mezcle las rodajas de jalapeño con sal, pimienta, aceite y cebolla en polvo, mezcle para cubrir y extienda en una bandeja para hornear forrada.
2. Introducir en el horno a 450 grados F y hornear por 15 minutos.
3. Saque las rodajas de jalapeño del horno, déjelas enfriar.

4. En un bol, mezcle las rodajas de pimiento con el queso y presione bien.
5. Colocar todas las rebanadas en otra bandeja para hornear forrada, introducir nuevamente en el horno y hornear por 10 minutos más.
6. Deje que los jalapeños se enfríen, coloque en un plato y sirva con salsa Tabasco a un lado.

¡Disfrutar!

Nutrición: calorías 50, grasa 3, fibra 0.1, carbohidratos 0.3, proteína 2

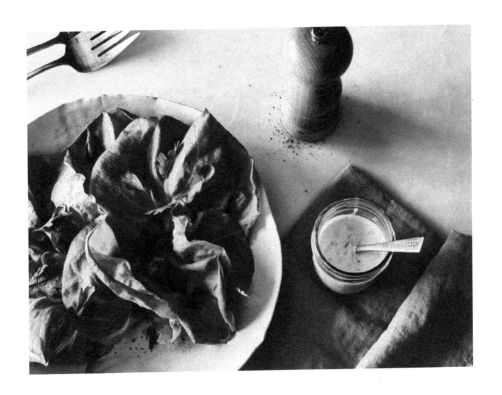

Deliciosas tazas de pepino

¡Prepárate para degustar algo realmente elegante y delicioso!

Tiempo de preparación: 10 minutos.

Tiempo de cocción: 0 minutos.

Porciones: 24

Ingredientes:

- 2 pepinos, pelados, cortados en rodajas de ¾ de pulgada y algunas de las semillas retiradas
- ½ taza de crema agria
- Sal y pimienta blanca al gusto
- 6 onzas de salmón ahumado, desmenuzado
- 1/3 taza de cilantro picado
- 2 cucharaditas de jugo de lima
- 1 cucharada de ralladura de lima
- Una pizca de pimienta de cayena

Direcciones:

1. En un bol mezcle el salmón con sal, pimienta, cayena, crema agria, jugo de limón y ralladura y cilantro y revuelva bien.

2. Llene cada taza de pepino con esta mezcla de salmón, coloque en una fuente y sirva como aperitivo ceto.

¡Disfrutar!

Nutrición: calorías 30, grasa 11, fibra 1, carbohidratos 1, proteína 2

Ensalada de caviar

¡Esto es tan elegante! ¡Es tan delicioso y sofisticado!

Tiempo de preparación: 6 minutos.

Tiempo de cocción: 0 minutos.

Porciones: 16

Ingredientes:

- 8 huevos duros, pelados y machacados con un tenedor
- 4 onzas de caviar negro
- 4 onzas de caviar rojo
- Sal y pimienta negra al gusto
- 1 cebolla amarilla finamente picada
- ¾ taza de mayonesa
- Unas tostadas de pan baguette para servir

Direcciones:

1. En un tazón, mezcle los huevos machacados con mayonesa, sal, pimienta y cebolla y revuelva bien.
2. Unte la ensalada de huevos sobre las rebanadas de pan tostado y cubra cada una con caviar.

¡Disfrutar!

Nutrición: calorías 122, grasa 8, fibra 1, carbohidratos 4, proteína 7

Brochetas Marinadas

¡Este es el aperitivo perfecto para una barbacoa de verano!

Tiempo de preparación: 20 minutos.

Tiempo de cocción: 10 minutos.

Porciones: 6

Ingredientes:

- 1 pimiento morrón rojo cortado en trozos
- 1 pimiento verde, cortado en trozos
- 1 pimiento naranja, cortado en trozos
- 2 libras de solomillo, cortado en cubos medianos
- 4 dientes de ajo picados
- 1 cebolla morada, cortada en trozos
- Sal y pimienta negra al gusto
- 2 cucharadas de mostaza de Dijon
- 2 y ½ cucharadas de salsa Worcestershire
- ¼ taza de salsa tamari
- ¼ de taza de jugo de limón
- ½ taza de aceite de oliva

Direcciones:

1. En un bol, mezcla la salsa Worcestershire con sal, pimienta, ajo, mostaza, tamari, jugo de limón y aceite y bate muy bien.

2. Agregue la carne, los pimientos morrones y los trozos de cebolla a esta mezcla, revuelva para cubrir y deje reposar por unos minutos.

3. Coloque el pimiento morrón, los cubos de carne y los trozos de cebolla en brochetas alternando colores, colóquelos en su parrilla precalentada a fuego medio alto, cocine durante 5 minutos de cada lado, transfiéralo a una fuente y sirva como un aperitivo ceto de verano.

¡Disfrutar!

Nutrición: calorías 246, grasa 12, fibra 1, carbohidratos 4, proteína 26

Rollos de calabacín simples

¡Tienes que probar este sencillo y muy sabroso aperitivo cuanto antes!

Tiempo de preparación: 10 minutos.

Tiempo de cocción: 5 minutos.

Porciones: 24

Ingredientes:

- 2 cucharadas de aceite de oliva
- 3 calabacines, en rodajas finas
- 24 hojas de albahaca
- 2 cucharadas de menta picada
- 1 y 1/3 taza de queso ricotta
- Sal y pimienta negra al gusto
- ¼ taza de albahaca picada
- Salsa de tomate para servir

Direcciones:

1. Unte las rodajas de calabacín con el aceite de oliva, sazone con sal y pimienta por ambos lados, colóquelas en la parrilla precalentada a fuego medio, cocínelas por 2 minutos, déles la vuelta y cocine por 2 minutos más.

2. Coloque las rodajas de calabacín en un plato y déjelas a un lado por ahora.

3. En un tazón, mezcle la ricota con albahaca picada, menta, sal y pimienta y revuelva bien.

4. Extienda esto sobre rodajas de calabacín, divida también las hojas enteras de albahaca, enrolle y sirva como aperitivo con un poco de salsa de tomate al lado.

¡Disfrutar!

Nutrición: calorías 40, grasa 3, fibra 0.3, carbohidratos 1, proteína 2

Galletas Verdes Simples

¡Son muy divertidos de hacer y tienen un sabor increíble!

Tiempo de preparación: 10 minutos.

Tiempo de cocción: 24 horas.

Porciones: 6

Ingredientes:

- 2 tazas de semillas de lino, molidas
- 2 tazas de semillas de lino, remojadas durante la noche y escurridas
- 4 manojos de col rizada picada
- 1 manojo de albahaca picada
- ½ manojo de apio picado
- 4 dientes de ajo picados
- 1/3 taza de aceite de oliva

Direcciones:

1. En su procesador de alimentos, mezcle la linaza molida con el apio, la col rizada, la albahaca y el ajo y mezcle bien.
2. Agregue aceite y linaza remojada y mezcle nuevamente.

3. Extienda esto en una bandeja, córtelo en galletas medianas, introduzca en su deshidratador y seque durante 24 horas a 115 grados F, dándoles la vuelta a la mitad.

4. Colócalos en una fuente y sírvelos.

¡Disfrutar!

Nutrición: calorías 100, grasa 1, fibra 2, carbohidratos 1, proteína 4

Terrina De Queso Y Pesto

¡Esto se ve tan increíble y sabe muy bien!

Tiempo de preparación: 30 minutos.

Tiempo de cocción: 0 minutos.

Porciones: 10

Ingredientes:

- ½ taza de crema espesa
- 10 onzas de queso de cabra, desmenuzado
- 3 cucharadas de pesto de albahaca
- Sal y pimienta negra al gusto
- 5 tomates secados al sol, picados
- ¼ de taza de piñones tostados y picados
- 1 cucharada de piñones tostados y picados

Direcciones:

1. En un tazón, mezcle el queso de cabra con la crema espesa, sal y pimienta y revuelva con su batidora.
2. Vierta la mitad de esta mezcla en un tazón forrado y extienda.
3. Agregue pesto encima y extienda también.

4. Agregue otra capa de queso, luego agregue los tomates secados al sol y ¼ de taza de piñones.

5. Unte una última capa de queso y cubra con 1 cucharada de piñones.

6. Conservar un rato en el frigorífico, dar la vuelta en un plato y servir.

¡Disfrutar!

Nutrición: calorías 240, grasa 12, fibra 3, carbohidratos 5, proteína 12

Salsa de aguacate

¡Harás esto una y otra vez! ¡Así de sabroso es!

Tiempo de preparación: 10 minutos.

Tiempo de cocción: 0 minutos.

Porciones: 4

Ingredientes:

- 1 cebolla morada pequeña, picada
- 2 aguacates, sin hueso, pelados y picados
- 3 pimientos jalapeños, picados
- Sal y pimienta negra al gusto
- 2 cucharadas de comino en polvo
- 2 cucharadas de jugo de lima
- ½ tomate, picado

Direcciones:

1. En un bol, mezcle la cebolla con los aguacates, los pimientos, la sal, la pimienta negra, el comino, el jugo de lima y los trozos de tomate y revuelva bien.
2. Transfiera esto a un tazón y sirva con rebanadas de baguette tostadas como aperitivo ceto.

¡Disfrutar!

Nutrición: calorías 120, grasa 2, fibra 2, carbohidratos 0.4, proteína 4

Virutas de huevo sabrosas

¿Quieres impresionar a todos? Entonces, ¡prueba estos chips!

Tiempo de preparación: 5 minutos.

Tiempo de cocción: 10 minutos.

Porciones: 2

Ingredientes:

- ½ cucharada de agua
- 2 cucharadas de queso parmesano, rallado
- 4 claras de huevo
- Sal y pimienta negra al gusto

Direcciones:

1. En un bol, mezclar las claras de huevo con sal, pimienta y agua y batir bien.
2. Vierta esto en un molde para muffins, espolvoree queso encima, introdúzcalo en el horno a 400 grados F y hornee por 15 minutos.
3. Transfiera los chips de clara de huevo a una fuente y sírvalos con una salsa cetogénica a un lado.

¡Disfrutar!

Nutrición: calorías 120, grasa 2, fibra 1, carbohidratos 2, proteína 7

Chili Lime Chips

¡Estas galletas te impresionarán con su increíble sabor!

Tiempo de preparación: 10 minutos.

Tiempo de cocción: 20 minutos.

Porciones: 4

Ingredientes:

- 1 taza de harina de almendras
- Sal y pimienta negra al gusto
- 1 y ½ cucharadita de ralladura de lima
- 1 cucharadita de jugo de lima
- 1 huevo

Direcciones:

1. En un bol, mezcle la harina de almendras con la ralladura de lima, el jugo de lima y la sal y revuelva.
2. Agrega el huevo y vuelve a batir bien.
3. Divida esto en 4 partes, enrolle cada una en una bola y luego extienda bien con un rodillo.
4. Corte cada uno en 6 triángulos, colóquelos todos en una bandeja para hornear forrada, introdúzcalos en el horno a 350 grados F y hornee por 20 minutos.

¡Disfrutar!

Nutrición: calorías 90, grasa 1, fibra 1, carbohidratos 0.6, proteína 3

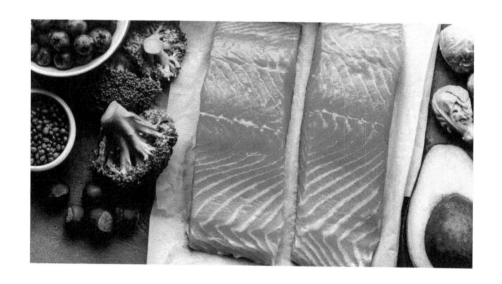

Dip de alcachofa

¡Es tan rico y sabroso!

Tiempo de preparación: 10 minutos.

Tiempo de cocción: 15 minutos.

Porciones: 16

Ingredientes:

- ¼ taza de crema agria
- ¼ taza de crema espesa
- ¼ de taza de mayonesa
- ¼ de taza de chalota picada
- 1 cucharada de aceite de oliva
- 2 dientes de ajo picados
- 4 onzas de queso crema
- ½ taza de queso parmesano rallado
- 1 taza de queso mozzarella, rallado
- 4 onzas de queso feta, desmenuzado
- 1 cucharada de vinagre balsámico
- 28 onzas de corazones de alcachofa enlatados, picados
- Sal y pimienta negra al gusto
- 10 onzas de espinacas picadas

Direcciones:

1. Calentar una sartén con el aceite a fuego medio, agregar la chalota y el ajo, remover y cocinar por 3 minutos.
2. Agregue la crema espesa y el queso crema y revuelva.
3. También agregue crema agria, parmesano, mayonesa, queso feta y queso mozzarella, revuelva y reduzca el fuego.
4. Agrega alcachofa, espinaca, sal, pimienta y vinagre, revuelve bien, retira del fuego y transfiere a un bol.
5. Sirva como una sabrosa salsa cetogénica.

¡Disfrutar!

Nutrición: calorías 144, grasa 12, fibra 2, carbohidratos 5, proteína 5

Recetas cetogénicas de pescado y marisco

Pastel de pescado especial

¡Esto es realmente cremoso y rico!

Tiempo de preparación: 10 minutos.

Hora de cocinar: 1 hora y 10 minutos

Porciones: 6

Ingredientes:

- 1 cebolla morada picada
- 2 filetes de salmón, sin piel y cortados en trozos medianos
- 2 filetes de caballa, sin piel y cortados en trozos medianos
- 3 filetes de eglefino y cortados en trozos medianos
- 2 hojas de laurel
- ¼ de taza de ghee + 2 cucharadas de ghee
- 1 cabeza de coliflor, floretes separados
- 4 huevos
- 4 dientes
- 1 taza de nata para montar
- ½ taza de agua
- Una pizca de nuez moscada molida
- 1 cucharadita de mostaza de Dijon

- 1 taza de queso cheddar, rallado + ½ taza de queso cheddar, rallado
- Un poco de perejil picado
- Sal y pimienta negra al gusto
- 4 cucharadas de cebolletas picadas

Direcciones:

1. Poner un poco de agua en una cacerola, agregar un poco de sal, llevar a ebullición a fuego medio, agregar los huevos, cocinar por 10 minutos, retirar del fuego, escurrir, dejar enfriar, pelar y cortar en cuartos.

2. Ponga agua en otra olla, deje hervir, agregue los floretes de coliflor, cocine por 10 minutos, escurra, transfiera a su licuadora, agregue ¼ de taza de ghee, presione bien y transfiera a un tazón.

3. Ponga la crema y ½ taza de agua en una sartén, agregue el pescado, revuelva para cubrir y caliente a fuego medio.

4. Agregue la cebolla, el clavo y las hojas de laurel, lleve a ebullición, reduzca el fuego y cocine a fuego lento durante 10 minutos.

5. Retire del fuego, coloque el pescado en una fuente para horno y déjelo a un lado.

6. Vuelva a calentar la sartén con la salsa de pescado, agregue la nuez moscada, revuelva y cocine por 5 minutos.

7. Retire del fuego, deseche los clavos y las hojas de laurel, agregue 1 taza de queso cheddar y 2 cucharadas de ghee y revuelva bien.

8. Coloque los cuartos de huevo encima del pescado en la fuente para hornear.

9. Agregue la crema y la salsa de queso por encima, cubra con puré de coliflor, espolvoree el resto del queso cheddar, cebollino y perejil, introduzca en el horno a 400 grados F durante 30 minutos.

10. Deje que el pastel se enfríe un poco antes de cortarlo y servirlo.

¡Disfrutar!

Nutrición: calorías 300, grasa 45, fibra 3, carbohidratos 5, proteína 26

Pescado al horno sabroso

¡Es un plato cetogénico fácil de disfrutar esta noche para la cena!

Tiempo de preparación: 10 minutos.

Tiempo de cocción: 30 minutos.

Porciones: 4

Ingredientes:

- 1 libra de eglefino
- 3 cucharaditas de agua
- 2 cucharadas de jugo de limón
- Sal y pimienta negra al gusto
- 2 cucharadas de mayonesa
- 1 cucharadita de eneldo
- Spray para cocinar
- Una pizca de condimento de la bahía vieja

Direcciones:

1. Rocíe una fuente para hornear con un poco de aceite de cocina.
2. Agregue jugo de limón, agua y pescado y revuelva para cubrir un poco.

3. Agregue sal, pimienta, condimento de laurel viejo y eneldo y mezcle nuevamente.

4. Agrega mayonesa y esparce bien.

5. Introducir en el horno a 350 grados F y hornear durante 30 minutos.

6. Dividir en platos y servir.

¡Disfrutar!

Nutrición: calorías 104, grasa 12, fibra 1, carbohidratos 0.5, proteína 20

Tilapia increíble

¡Este gran plato es perfecto para una velada especial!

Tiempo de preparación: 10 minutos.

Tiempo de cocción: 10 minutos.

Porciones: 4

Ingredientes:

- 4 filetes de tilapia, deshuesados
- Sal y pimienta negra al gusto
- ½ taza de parmesano rallado
- 4 cucharadas de mayonesa
- ¼ de cucharadita de albahaca seca
- ¼ de cucharadita de ajo en polvo
- 2 cucharadas de jugo de limón
- ¼ de taza de ghee
- Spray para cocinar
- Una pizca de cebolla en polvo

Direcciones:

1. Rocíe una bandeja para hornear con aceite en aerosol, coloque la tilapia sobre ella, sazone con sal y pimienta,

introduzca en el asador precalentado y cocine por 3 minutos.

2. Dar la vuelta al pescado del otro lado y asar durante 3 minutos más.

3. En un tazón, mezcle el parmesano con mayonesa, albahaca, ajo, jugo de limón, cebolla en polvo y ghee y revuelva bien.

4. Agregue pescado a esta mezcla, revuelva para cubrir bien, colóquelo en una bandeja para hornear nuevamente y ase por 3 minutos más.

5. Transfiera a platos y sirva.

¡Disfrutar!

Nutrición: calorías 175, grasa 10, fibra 0, carbohidratos 2, proteína 17

Trucha increíble y salsa especial

¡Solo tienes que probar esta maravillosa combinación! ¡Este plato cetogénico es genial!

Tiempo de preparación: 10 minutos.

Tiempo de cocción: 10 minutos.

Porciones: 1

Ingredientes:

- 1 filete de trucha grande
- Sal y pimienta negra al gusto
- 1 cucharada de aceite de oliva
- 1 cucharada de ghee
- Ralladura y jugo de 1 naranja
- Un puñado de perejil picado
- ½ taza de nueces, picadas

Direcciones:

1. Calienta una sartén con el aceite a fuego medio alto, agrega el filete de pescado, sazona con sal y pimienta, cocina por 4 minutos por cada lado, transfiere a un plato y mantén caliente por ahora.

2. Calentar la misma sartén con el ghee a fuego medio, agregar las nueces, revolver y tostar por 1 minuto.

3. Agregue jugo y ralladura de naranja, un poco de sal y pimienta y perejil picado, revuelva, cocine por 1 minuto y vierta sobre el filete de pescado.

4. Sirva de inmediato.

¡Disfrutar!

Nutrición: calorías 200, grasa 10, fibra 2, carbohidratos 1, proteína 14

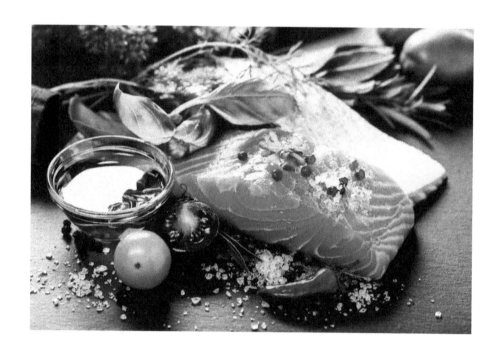

Maravillosa Salsa de Trucha y Ghee

¡El pescado va muy bien con la salsa! ¡Tienes que probar hoy!

Tiempo de preparación: 10 minutos.

Tiempo de cocción: 10 minutos.

Porciones: 4

Ingredientes:

- 4 filetes de trucha
- Sal y pimienta negra al gusto
- 3 cucharaditas de ralladura de limón rallada
- 3 cucharadas de cebolletas picadas
- 6 cucharadas de ghee
- 2 cucharadas de aceite de oliva
- 2 cucharaditas de jugo de limón

Direcciones:

1. Condimentar la trucha con sal y pimienta, rociar el aceite de oliva y masajear un poco.
2. Caliente la parrilla de su cocina a fuego medio alto, agregue los filetes de pescado, cocine por 4 minutos, dé la vuelta y cocine por 4 minutos más.

3. Mientras tanto, calienta una sartén con el ghee a fuego medio, agrega sal, pimienta, cebollino, jugo de limón y ralladura y revuelve bien.
4. Divida los filetes de pescado en platos, rocíe con la salsa ghee y sirva.

¡Disfrutar!

Nutrición: calorías 320, grasa 12, fibra 1, carbohidratos 2, proteína 24

Salmón asado

¡Siéntete libre de servir esto para una ocasión especial!

Tiempo de preparación: 10 minutos.

Tiempo de cocción: 12 minutos.

Porciones: 4

Ingredientes:

- 2 cucharadas de ghee, suave
- 1 y ¼ de libra de filete de salmón
- 2 onzas de kimchi, finamente picado
- Sal y pimienta negra al gusto

Direcciones:

1. En su procesador de alimentos, mezcle el ghee con Kimchi y mezcle bien.
2. Frote el salmón con sal, pimienta y la mezcla de kimchi y colóquelo en una fuente para hornear.
3. Introducir en el horno a 425 grados F y hornear por 15 minutos.
4. Dividir en platos y servir con una ensalada.

¡Disfrutar!

Nutrición: calorías 200, grasa 12, fibra 0, carbohidratos 3, proteína 21

Deliciosas albóndigas de salmón

¡Combina estas sabrosas albóndigas de salmón con salsa Dijon y disfruta!

Tiempo de preparación: 10 minutos.

Tiempo de cocción: 30 minutos.

Porciones: 4

Ingredientes:

- 2 cucharadas de ghee
- 2 dientes de ajo picados
- 1/3 taza de cebolla picada
- 1 libra de salmón salvaje, deshuesado y picado
- ¼ taza de cebollino picado
- 1 huevo
- 2 cucharadas de mostaza de Dijon
- 1 cucharada de harina de coco
- Sal y pimienta negra al gusto

Para la salsa:

- 4 dientes de ajo picados
- 2 cucharadas de ghee
- 2 cucharadas de mostaza de Dijon

- Jugo y ralladura de 1 limón
- 2 tazas de crema de coco
- 2 cucharadas de cebolletas picadas

Direcciones:

1. Calienta una sartén con 2 cucharadas de ghee a fuego medio, agrega la cebolla y 2 dientes de ajo, revuelve, cocina por 3 minutos y transfiere a un bol.

2. En otro tazón, mezcle la cebolla y el ajo con el salmón, el cebollino, la harina de coco, la sal, la pimienta, 2 cucharadas de mostaza y el huevo y revuelva bien.

3. Forme las albóndigas con la mezcla de salmón, colóquelas en una bandeja para hornear, introdúzcalas en el horno a 350 grados F y hornee por 25 minutos.

4. Mientras tanto, calienta una sartén con 2 cucharadas de ghee a fuego medio, agrega 4 dientes de ajo, revuelve y cocina por 1 minuto.

5. Agregue crema de coco, 2 cucharadas de mostaza Dijon, jugo y ralladura de limón y cebollino, revuelva y cocine por 3 minutos.

6. Saque las albóndigas de salmón del horno, colóquelas en la salsa Dijon, mezcle, cocine por 1 minuto y retire del fuego.

7. Dividir en tazones y servir.

¡Disfrutar!

Nutrición: calorías 171, grasa 5, fibra 1, carbohidratos 6, proteína 23

Salmón Con Salsa De Alcaparras

¡Este plato es maravilloso y muy sencillo de hacer!

Tiempo de preparación: 10 minutos.

Tiempo de cocción: 20 minutos.

Porciones: 3

Ingredientes:

- 3 filetes de salmón
- Sal y pimienta negra al gusto
- 1 cucharada de aceite de oliva
- 1 cucharada de condimento italiano
- 2 cucharadas de alcaparras
- 3 cucharadas de jugo de limón
- 4 dientes de ajo picados
- 2 cucharadas de ghee

Direcciones:

1. Calentar una sartén con el aceite de oliva a fuego medio, agregar los filetes de pescado con la piel hacia arriba, condimentarlos con sal, pimienta y condimento italiano, cocinar por 2 minutos, voltear y cocinar por 2 minutos

más, retirar del fuego, tapar la sartén y dejar a un lado durante 15 minutos.

2. Transfiera el pescado a un plato y déjelo a un lado.
3. Calienta la misma sartén a fuego medio, agrega las alcaparras, el jugo de limón y el ajo, revuelve y cocina por 2 minutos.
4. Retira la sartén del fuego, agrega el ghee y revuelve muy bien.
5. Regrese el pescado a la sartén y revuelva para cubrir con la salsa.
6. Dividir en platos y servir.

¡Disfrutar!

Nutrición: calorías 245, grasa 12, fibra 1, carbohidratos 3, proteína 23

Ostras Sencillas A La Parrilla

¡Son tan jugosos y deliciosos!

Tiempo de preparación: 10 minutos.

Tiempo de cocción: 10 minutos.

Porciones: 3

Ingredientes:

- 6 ostras grandes, sin cáscara
- 3 dientes de ajo picados
- 1 limón cortado en gajos
- 1 cucharada de perejil
- Una pizca de pimentón dulce
- 2 cucharadas de ghee derretido

Direcciones:

1. Cubra cada ostra con ghee derretido, perejil, pimentón y ghee.
2. Colóquelos en la parrilla precalentada a fuego medio alto y cocine por 8 minutos.
3. Sírvelos con rodajas de limón a un lado.

¡Disfrutar!

Nutrición: calorías 60, grasa 1, fibra 0, carbohidratos 0.6, proteína 1

Fletán al horno

¡Este es un pescado delicioso y si eliges hacerlo de esta manera, realmente terminarás amándolo!

Tiempo de preparación: 10 minutos.

Tiempo de cocción: 10 minutos.

Porciones: 4

Ingredientes:

- ½ taza de parmesano rallado
- ¼ de taza de ghee
- ¼ de taza de mayonesa
- 2 cucharadas de cebollas verdes picadas
- 6 dientes de ajo picados
- Una pizca de salsa Tabasco
- 4 filetes de fletán
- Sal y pimienta negra al gusto
- Jugo de ½ limón

Direcciones:

1. Sazone el fletán con sal, pimienta y un poco de jugo de limón, colóquelo en una fuente para hornear y cocine en el horno a 450 grados F durante 6 minutos.

2. Mientras tanto, calienta una sartén con el ghee a fuego medio, agrega el parmesano, la mayonesa, las cebolletas, la salsa Tabasco, el ajo y el resto del jugo de limón y revuelve bien.
3. Saque el pescado del horno, rocíe la salsa de parmesano por todas partes, encienda el horno para asar y ase el pescado durante 3 minutos.
4. Dividir en platos y servir.

¡Disfrutar!

Nutrición: calorías 240, grasa 12, fibra 1, carbohidratos 5, proteína 23

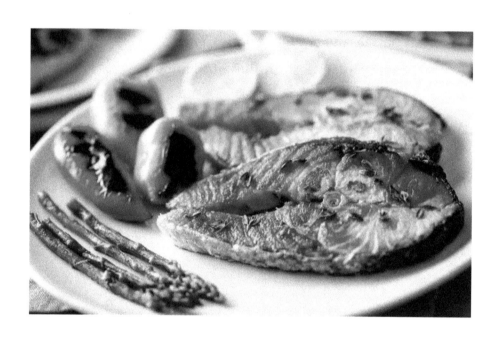

Salmón en costra

¡La corteza es maravillosa!

Tiempo de preparación: 10 minutos.

Tiempo de cocción: 15 minutos.

Porciones: 4

Ingredientes:

- 3 dientes de ajo picados
- 2 libras de filete de salmón
- Sal y pimienta negra al gusto
- ½ taza de parmesano rallado
- ¼ taza de perejil picado

Direcciones:

1. Coloque el salmón en una bandeja para hornear forrada, sazone con sal y pimienta, cubra con papel pergamino, introduzca en el horno a 425 grados F y hornee por 10 minutos.
2. Sacar el pescado del horno, espolvorear parmesano, perejil y ajo sobre el pescado, volver a introducirlo en el horno y cocinar 5 minutos más.
3. Dividir en platos y servir.

¡Disfrutar!

Nutrición: calorías 240, grasa 12, fibra 1, carbohidratos 0.6, proteína 25

Salmón Crema Agria

¡Es el plato cetogénico perfecto para una comida de fin de semana!

Tiempo de preparación: 10 minutos.

Tiempo de cocción: 15 minutos.

Porciones: 4

Ingredientes:

- 4 filetes de salmón
- Un chorrito de aceite de oliva
- Sal y pimienta negra al gusto
- 1/3 taza de parmesano rallado
- 1 y ½ cucharadita de mostaza
- ½ taza de crema agria

Direcciones:

1. Coloque el salmón en una bandeja para hornear forrada, sazone con sal y pimienta y rocíe el aceite.
2. En un bol, mezcle la crema agria con parmesano, mostaza, sal y pimienta y revuelva bien.
3. Vierta esta mezcla de crema agria sobre el salmón, introduzca en el horno a 350 grados F y hornee por 15 minutos.

4. Dividir en platos y servir.

¡Disfrutar!

Nutrición: calorías 200, grasa 6, fibra 1, carbohidratos 4, proteína 20

Salmón a la plancha

¡Este salmón a la parrilla debe servirse con salsa de aguacate!

Tiempo de preparación: 30 minutos.

Tiempo de cocción: 10 minutos.

Porciones: 4

Ingredientes:

- 4 filetes de salmón
- 1 cucharada de aceite de oliva
- Sal y pimienta negra al gusto
- 1 cucharadita de comino, molido
- 1 cucharadita de pimentón dulce
- ½ cucharadita de chile ancho en polvo
- 1 cucharadita de cebolla en polvo

Para la salsa:

- 1 cebolla morada pequeña, picada
- 1 aguacate, sin hueso, pelado y picado
- 2 cucharadas de cilantro picado
- Jugo de 2 limas
- Sal y pimienta negra al gusto

Direcciones:

1. En un bol, mezcle sal, pimienta, chile en polvo, cebolla en polvo, pimentón y comino.

2. Frote el salmón con esta mezcla, rocíe el aceite y vuelva a frotar y cocine a la parrilla precalentada durante 4 minutos por cada lado.

3. Mientras tanto, en un bol, mezcle el aguacate con la cebolla morada, la sal, la pimienta, el cilantro y el jugo de limón y revuelva.

4. Divida el salmón entre platos y cubra cada filete con salsa de aguacate.

¡Disfrutar!

Nutrición: calorías 300, grasa 14, fibra 4, carbohidratos 5, proteína 20

Tortas De Atún Sabrosas

¡Solo tienes que hacer estos pasteles cetogénicos para tu familia esta noche!

Tiempo de preparación: 10 minutos.

Tiempo de cocción: 10 minutos.

Porciones: 12

Ingredientes:

- 15 onzas de atún enlatado, escurrir bien y desmenuzado
- 3 huevos
- ½ cucharadita de eneldo seco
- 1 cucharadita de perejil seco
- ½ taza de cebolla morada picada
- 1 cucharadita de ajo en polvo
- Sal y pimienta negra al gusto
- Aceite para freír

Direcciones:

1. En un bol, mezcle el atún con sal, pimienta, eneldo, perejil, cebolla, ajo en polvo y huevos y revuelva bien.
2. Dale forma a tus pasteles y colócalos en un plato.

3. Calentar una sartén con un poco de aceite a fuego medio alto, agregar las tortas de atún, cocinar 5 minutos por cada lado.
4. Dividir en platos y servir.

¡Disfrutar!

Nutrición: calorías 140, grasa 2, fibra 1, carbohidratos 0.6, proteína 6

Bacalao Muy Sabroso

¡Hoy te recomendamos que pruebes un plato de bacalao cetogénico!

Tiempo de preparación: 10 minutos.

Tiempo de cocción: 20 minutos.

Porciones: 4

Ingredientes:

- 1 libra de bacalao, cortado en trozos medianos
- Sal y pimienta negra al gusto
- 2 cebollas verdes picadas
- 3 dientes de ajo picados
- 3 cucharadas de salsa de soja
- 1 taza de caldo de pescado
- 1 cucharada de vinagre balsámico
- 1 cucharada de jengibre rallado
- ½ cucharadita de ají, triturado

Direcciones:

1. Calentar una sartén a fuego medio alto, agregar los trozos de pescado y dorar unos minutos por cada lado.
2. Agregue el ajo, las cebolletas, la sal, la pimienta, la salsa de soja, el caldo de pescado, el vinagre, el ají y el

jengibre, revuelva, tape, reduzca el fuego y cocine por 20 minutos.

3. Dividir en platos y servir.

¡Disfrutar!

Nutrición: calorías 154, grasa 3, fibra 0.5, carbohidratos 4, proteína 24

Sabrosa Lubina Con Alcaparras

¡Es un plato muy sabroso y fácil de preparar en casa cuando estás en una dieta cetogénica!

Tiempo de preparación: 10 minutos.

Tiempo de cocción: 15 minutos.

Porciones: 4

Ingredientes:

- 1 limón en rodajas
- 1 libra de filete de lubina
- 2 cucharadas de alcaparras
- 2 cucharadas de eneldo
- Sal y pimienta negra al gusto

Direcciones:

1. Poner el filete de lubina en una fuente para horno, sazonar con sal y pimienta, añadir las alcaparras, el eneldo y las rodajas de limón por encima.
2. Introducir en el horno a 350 grados F y hornear por 15 minutos.
3. Dividir en platos y servir.

¡Disfrutar!

Nutrición: calorías 150, grasa 3, fibra 2, carbohidratos 0.7, proteína 5

Bacalao Con Rúcula

¡Es una excelente comida cetogénica que estará lista para servir en poco tiempo!

Tiempo de preparación: 10 minutos.

Tiempo de cocción: 20 minutos.

Porciones: 2

Ingredientes:

- 2 filetes de bacalao
- 1 cucharada de aceite de oliva
- Sal y pimienta negra al gusto
- Jugo de 1 limón
- 3 tazas de rúcula
- ½ taza de aceitunas negras, sin hueso y en rodajas
- 2 cucharadas de alcaparras
- 1 diente de ajo picado

Direcciones:

1. Coloque los filetes de pescado en un plato refractario, sazone con sal, pimienta, rocíe el aceite y el jugo de limón, revuelva para cubrir, introduzca en el horno a 450 grados F y hornee por 20 minutos.

2. En su procesador de alimentos, mezcle rúcula con sal, pimienta, alcaparras, aceitunas y ajo y licue un poco.

3. Coloque el pescado en platos, cubra con tapenade de rúcula y sirva.

¡Disfrutar!

Nutrición: calorías 240, grasa 5, fibra 3, carbohidratos 3, proteína 10

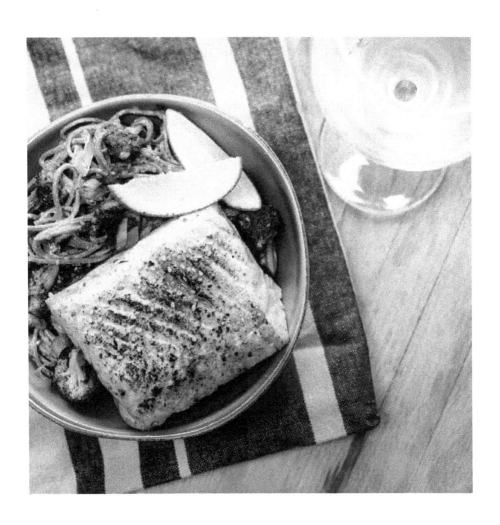

Fletán y verduras al horno

¡Te va a encantar esta gran idea cetogénica!

Tiempo de preparación: 10 minutos.

Tiempo de cocción: 35 minutos.

Porciones: 2

Ingredientes:

- 1 pimiento rojo, picado en trozos grandes
- 1 pimiento amarillo, picado en trozos grandes
- 1 cucharadita de vinagre balsámico
- 1 cucharada de aceite de oliva
- 2 filetes de fletán
- 2 tazas de espinacas tiernas
- Sal y pimienta negra al gusto
- 1 cucharadita de comino

Direcciones:

1. En un tazón, mezcle los pimientos morrones con sal, pimienta, la mitad del aceite y el vinagre, mezcle para cubrir bien y transfiera a una fuente para hornear.
2. Introducir en el horno a 400 grados F y hornear por 20 minutos.

3. Calentar una sartén con el resto del aceite a fuego medio, agregar el pescado, sazonar con sal, pimienta y comino y dorar por todos lados.
4. Saque la fuente para hornear del horno, agregue las espinacas, revuelva suavemente y divida toda la mezcla entre los platos.
5. Agregue el pescado a un lado, espolvoree un poco más de sal y pimienta y sirva.

¡Disfrutar!

Nutrición: calorías 230, grasa 12, fibra 1, carbohidratos 4, proteína 9

Pescado al curry sabroso

¿Alguna vez has probado un curry cetogénico? ¡Entonces deberías prestar atención a continuación!

Tiempo de preparación: 10 minutos.

Tiempo de cocción: 25 minutos.

Porciones: 4

Ingredientes:

- 4 filetes de pescado blanco
- ½ cucharadita de semillas de mostaza
- Sal y pimienta negra al gusto
- 2 chiles verdes picados
- 1 cucharadita de jengibre rallado
- 1 cucharadita de curry en polvo
- ¼ de cucharadita de comino molido
- 4 cucharadas de aceite de coco
- 1 cebolla morada pequeña, picada
- 1 pulgada de raíz de cúrcuma rallada
- ¼ de taza de cilantro
- 1 y ½ tazas de crema de coco
- 3 dientes de ajo picados

Direcciones:

1. Calienta una olla con la mitad del aceite de coco a fuego medio, agrega las semillas de mostaza y cocina por 2 minutos.

2. Agregue el jengibre, la cebolla y el ajo, revuelva y cocine por 5 minutos.

3. Agregue la cúrcuma, el curry en polvo, los chiles y el comino, revuelva y cocine por 5 minutos más.

4. Agregue la leche de coco, sal y pimienta, revuelva, hierva y cocine por 15 minutos.

5. Calentar otra sartén con el resto del aceite a fuego medio, agregar el pescado, remover y cocinar por 3 minutos.

6. Agregue esto a la salsa de curry, revuelva y cocine por 5 minutos más.

7. Agregue el cilantro, revuelva, divida en tazones y sirva.

¡Disfrutar!

Nutrición: calorías 500, grasa 34, fibra 7, carbohidratos 6, proteína 44

Camarones Deliciosos

¡Es una idea fácil y sabrosa para cenar!

Tiempo de preparación: 10 minutos.

Tiempo de cocción: 10 minutos.

Porciones: 4

Ingredientes:

- 2 cucharadas de aceite de oliva
- 1 cucharada de ghee
- 1 libra de camarones, pelados y desvenados
- 2 cucharadas de jugo de limón
- 2 cucharadas de ajo picado
- 1 cucharada de ralladura de limón
- Sal y pimienta negra al gusto

Direcciones:

1. Calentar una sartén con el aceite y el ghee a fuego medio alto, agregar los camarones y cocinar por 2 minutos.
2. Agregue el ajo, revuelva y cocine por 4 minutos más.
3. Agregue jugo de limón, ralladura de limón, sal y pimienta, revuelva, retire del fuego y sirva.

¡Disfrutar!

Nutrición: calorías 149, grasa 1, fibra 3, carbohidratos 1, proteína
6

Barramundi asado

¡Este es un plato excepcional!

Tiempo de preparación: 10 minutos.

Tiempo de cocción: 12 minutos.

Porciones: 4

Ingredientes:

- 2 filetes de barramundi
- 2 cucharaditas de aceite de oliva
- 2 cucharaditas de condimento italiano
- ¼ taza de aceitunas verdes, sin hueso y picadas
- ¼ taza de tomates cherry, picados
- ¼ taza de aceitunas negras picadas
- 1 cucharada de ralladura de limón
- 2 cucharadas de ralladura de limón
- Sal y pimienta negra al gusto
- 2 cucharadas de perejil picado
- 1 cucharada de aceite de oliva

Direcciones:

1. Frote el pescado con sal, pimienta, condimento italiano y 2 cucharaditas de aceite de oliva, transfiéralo a una fuente para hornear y déjelo a un lado por ahora.

2. Mientras tanto, en un bol, mezcla los tomates con todas las aceitunas, la sal, la pimienta, la ralladura de limón y el jugo de limón, el perejil y 1 cucharada de aceite de oliva y revuelve todo bien.

3. Introduzca el pescado en el horno a 400 grados F y hornee por 12 minutos.

4. Divida el pescado en platos, cubra con salsa de tomate y sirva.

¡Disfrutar!

Nutrición: calorías 150, grasa 4, fibra 2, carbohidratos 1, proteína 10

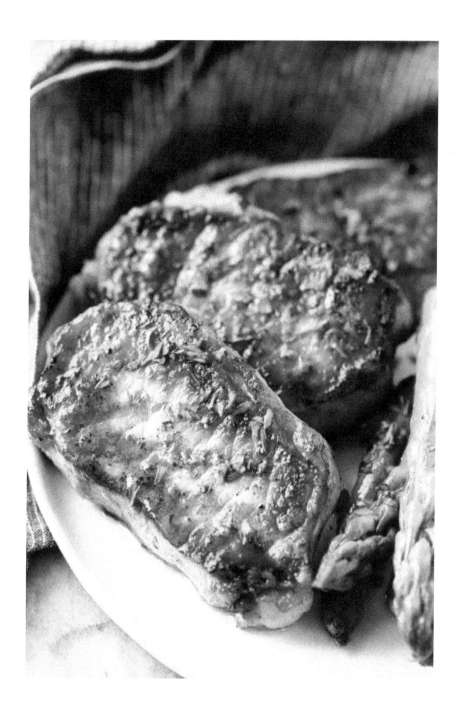

Ensalada De Sardinas

¡Es una ensalada de invierno rica y nutritiva que debes probar pronto!

Tiempo de preparación: 10 minutos.

Tiempo de cocción: 0 minutos.

Porciones: 1

Ingredientes:

- 5 onzas de sardinas enlatadas en aceite
- 1 cucharada de jugo de limón
- 1 pepino pequeño, picado
- ½ cucharada de mostaza
- Sal y pimienta negra al gusto

Direcciones:

1. Escurrimos las sardinas, las ponemos en un bol y las trituramos con un tenedor.
2. Agregue sal, pimienta, pepino, jugo de limón y mostaza, revuelva bien y sirva frío.

¡Disfrutar!

Nutrición: calorías 200, grasa 20, fibra 1, carbohidratos 0, proteína 20

Delicia de almejas italianas

¡Es una delicia italiana especial! ¡Sirve este increíble plato a tu familia!

Tiempo de preparación: 10 minutos.

Tiempo de cocción: 10 minutos.

Porciones: 6

Ingredientes:

- ½ taza de ghee
- 36 almejas, fregadas
- 1 cucharadita de hojuelas de pimiento rojo, triturado
- 1 cucharadita de perejil picado
- 5 dientes de ajo picados
- 1 cucharada de orégano seco
- 2 tazas de vino blanco

Direcciones:

1. Calienta una sartén con el ghee a fuego medio, agrega el ajo, revuelve y cocina por 1 minuto.
2. Agregue el perejil, el orégano, el vino y las hojuelas de pimienta y revuelva bien.

3. Agregue las almejas, revuelva, tape y cocine por 10 minutos.

4. Deseche las almejas sin abrir, las almejas y su mezcla en tazones y sirva.

¡Disfrutar!

Nutrición: calorías 224, grasa 15, fibra 2, carbohidratos 3, proteína 4

Salmón Glaseado con Naranja

¡Debes probar esto pronto! ¡Es una deliciosa receta de pescado cetogénico!

Tiempo de preparación: 10 minutos.

Tiempo de cocción: 10 minutos.

Porciones: 2

Ingredientes:

- 2 limones en rodajas
- 1 libra de salmón salvaje, sin piel y en cubos
- ¼ taza de vinagre balsámico
- ¼ de taza de jugo de naranja roja
- 1 cucharadita de aceite de coco
- 1/3 taza de mermelada de naranja, sin azúcar agregada

Direcciones:

1. Calentar una olla a fuego medio, agregar vinagre, jugo de naranja y mermelada, remover bien, llevar a fuego lento por 1 minuto, bajar la temperatura, cocinar hasta que espese un poco y quitar el fuego.
2. Coloca las rodajas de salmón y limón en las brochetas y úntalas por un lado con el glaseado de naranja.

3. Cepille la parrilla de su cocina con aceite de coco y caliéntela a fuego medio.

4. Coloque las brochetas de salmón en la parrilla con el lado glaseado hacia abajo y cocine por 4 minutos.

5. Voltea las brochetas, úntalas con el resto del glaseado de naranja y cocina por 4 minutos más.

6. Sirva de inmediato.

¡Disfrutar!

Nutrición: calorías 160, grasa 3, fibra 2, carbohidratos 1, proteína 8

Deliciosa Salsa De Atún Y Chimichurri

¿A quién no le encantaría este plato cetogénico?

Tiempo de preparación: 10 minutos.

Tiempo de cocción: 5 minutos.

Porciones: 4

Ingredientes:

- ½ taza de cilantro picado
- 1/3 taza de aceite de oliva
- 2 cucharadas de aceite de oliva
- 1 cebolla morada pequeña, picada
- 3 cucharadas de vinagre balsámico
- 2 cucharadas de perejil picado
- 2 cucharadas de albahaca picada
- 1 chile jalapeño, picado
- 1 libra de filete de atún para sushi
- Sal y pimienta negra al gusto
- 1 cucharadita de hojuelas de pimiento rojo
- 1 cucharadita de tomillo picado
- Una pizca de pimienta de cayena
- 3 dientes de ajo picados

- 2 aguacates, sin hueso, pelados y en rodajas
- 6 onzas de rúcula tierna

Direcciones:

1. En un bowl mezcla 1/3 taza de aceite con jalapeño, vinagre, cebolla, cilantro, albahaca, ajo, perejil, hojuelas de pimienta, tomillo, cayena, sal y pimienta, bate bien y deja de lado por ahora.
2. Calentar una sartén con el resto del aceite a fuego medio alto, agregar el atún, sazonar con sal y pimienta, cocinar 2 minutos por cada lado, transferir a una tabla de cortar, dejar enfriar un poco y cortar en rodajas.
3. Mezcle la rúcula con la mitad de la mezcla de chimichurri que ha hecho y revuelva para cubrir.
4. Divida la rúcula en platos, cubra con rodajas de atún, rocíe el resto de la salsa chimichurri y sirva con rodajas de aguacate a un lado.

¡Disfrutar!

Nutrición: calorías 186, grasa 3, fibra 1, carbohidratos 4, proteína 20

Bocaditos de salmón y salsa de chile

¡Esta es una combinación increíble y súper sabrosa!

Tiempo de preparación: 10 minutos.

Tiempo de cocción: 15 minutos.

Porciones: 6

Ingredientes:

- 1 y ¼ tazas de coco, desecado y sin endulzar
- 1 libra de salmón, en cubos
- 1 huevo
- Sal y pimienta negra
- 1 cucharada de agua
- 1/3 taza de harina de coco
- 3 cucharadas de aceite de coco

Para la salsa:

- ¼ de cucharadita de agar agar
- 3 dientes de ajo picados
- ¾ taza de agua
- 4 chiles rojos tailandeses, picados
- ¼ taza de vinagre balsámico
- ½ taza de stevia

- Una pizca de sal

Direcciones:

1. En un bol, mezcle la harina con sal y pimienta y revuelva.
2. En otro tazón, bata el huevo y 1 cucharada de agua.
3. Pon el coco en un tercer tazón.
4. Sumerja los cubos de salmón en harina, huevo y luego en coco y colóquelos en un plato.
5. Calienta una sartén con el aceite de coco a fuego medio alto, agrega las picaduras de salmón, cocina por 3 minutos por cada lado y transfiérelas a toallas de papel.
6. Calentar una cacerola con ¾ taza de agua a fuego alto, espolvorear agar agar y llevar a ebullición.
7. Cocine por 3 minutos y retire del fuego.
8. En tu licuadora, mezcla el ajo con los chiles, el vinagre, la stevia y una pizca de sal y licúa bien.
9. Transfiera esto a una sartén pequeña y caliéntelo a fuego medio alto.
10. Revuelva, agregue la mezcla de agar y cocine por 3 minutos.
11. Sirva sus picaduras de salmón con salsa de chile a un lado.

¡Disfrutar!

Nutrición: calorías 50, grasa 2, fibra 0, carbohidratos 4, proteína 2

Almejas irlandesas

¡Es una excelente idea para tu cena!

Tiempo de preparación: 10 minutos.

Tiempo de cocción: 10 minutos.

Porciones: 4

Ingredientes:

- 2 libras de almejas, lavadas
- 3 onzas de panceta
- 1 cucharada de aceite de oliva
- 3 cucharadas de ghee
- 2 dientes de ajo picados
- 1 botella de sidra infundida
- Sal y pimienta negra al gusto
- Jugo de ½ limón
- 1 manzana verde pequeña, picada
- 2 brotes de tomillo, picados

Direcciones:

1. Calentar una sartén con el aceite a fuego medio alto, agregar la panceta, dorar por 3 minutos y reducir la temperatura a media.

2. Agregue el ghee, el ajo, la sal, la pimienta y la chalota, revuelva y cocine por 3 minutos.

3. Vuelva a subir el fuego, agregue la sidra, revuelva bien y cocine por 1 minuto.

4. Agregue las almejas y el tomillo, tape la cacerola y cocine a fuego lento durante 5 minutos.

5. Deseche las almejas sin abrir, agregue jugo de limón y trozos de manzana, revuelva y divida en tazones.

6. Servir caliente.

¡Disfrutar!

Nutrición: calorías 100, grasa 2, fibra 1, carbohidratos 1, proteína 20

Vieiras y uvas tostadas

¡Una ocasión especial requiere un plato especial! ¡Prueba estas vieiras cetogénicas!

Tiempo de preparación: 5 minutos.

Tiempo de cocción: 10 minutos.

Porciones: 4

Ingredientes:

- 1 libra de vieiras
- 3 cucharadas de aceite de oliva
- 1 chalota picada
- 3 dientes de ajo picados
- 2 tazas de espinaca
- 1 taza de caldo de pollo
- 1 cabeza de lechuga romanesco
- 1 y ½ tazas de uvas rojas, cortadas en mitades
- ¼ de taza de nueces tostadas y picadas
- 1 cucharada de ghee
- Sal y pimienta negra al gusto

Direcciones:

1. Pon romanesco en tu procesador de alimentos, licúa y transfiere a un bol.
2. Caliente una sartén con 2 cucharadas de aceite a fuego medio alto, agregue la chalota y el ajo, revuelva y cocine por 1 minuto.
3. Agrega el romanesco, las espinacas y 1 taza de caldo, revuelve, cocina por 3 minutos, licúa con una licuadora de inmersión y retira del fuego.
4. Calentar otra sartén con 1 cucharada de aceite y el ghee a fuego medio alto, agregar las vieiras, sazonar con sal y pimienta, cocinar por 2 minutos, voltear y dorar por 1 minuto más.
5. Divida la mezcla de romanesco en platos, agregue las vieiras a un lado, cubra con nueces y uvas y sirva.

¡Disfrutar!

Nutrición: calorías 300, grasa 12, fibra 2, carbohidratos 6, proteína 20

Ostras Y Pico De Gallo

¡Tiene sabor y es muy delicioso!

Tiempo de preparación: 10 minutos.

Tiempo de cocción: 10 minutos.

Porciones: 6

Ingredientes:

- 18 ostras, fregadas
- Un puñado de cilantro picado
- 2 tomates picados
- 1 chile jalapeño, picado
- ¼ de taza de cebolla morada finamente picada
- Sal y pimienta negra al gusto
- ½ taza de queso Monterey Jack, rallado
- 2 limones, cortados en gajos
- Jugo de 1 lima

Direcciones:

1. En un tazón, mezcle la cebolla con el jalapeño, el cilantro, los tomates, la sal, la pimienta y el jugo de limón y revuelva bien.

2. Coloque las ostras en la parrilla precalentada a fuego medio alto, tape la parrilla y cocine por 7 minutos hasta que se abran.

3. Transfiera las ostras abiertas a un plato resistente al calor y deseche las sin abrir.

4. Cubra las ostras con queso e introdúzcalas en el asador precalentado durante 1 minuto.

5. Coloque las ostras en una fuente, cubra cada una con la mezcla de tomates que preparó anteriormente y sirva con rodajas de limón a un lado.

¡Disfrutar!

Nutrición: calorías 70, grasa 2, fibra 0, carbohidratos 1, proteína 1

Calamar A La Parrilla Y Sabroso Guacamole

¡El calamar combina a la perfección con el delicioso guacamole!

Tiempo de preparación: 10 minutos.

Tiempo de cocción: 10 minutos.

Porciones: 2

Ingredientes:

- 2 calamares medianos, tentáculos separados y tubos marcados a lo largo
- Un chorrito de aceite de oliva
- Jugo de 1 lima
- Sal y pimienta negra al gusto

Para el guacamole:

- 2 aguacates, sin hueso, pelados y picados
- Algunas primaveras de cilantro, picadas
- 2 chiles rojos picados
- 1 tomate picado
- 1 cebolla morada picada
- Jugo de 2 limas

Direcciones:

1. Sazone los calamares y los tentáculos de calamar con sal, pimienta, rocíe un poco de aceite de oliva y masajee bien.
2. Coloque en la parrilla precalentada a fuego medio alto con la puntuación hacia abajo y cocine por 2 minutos.
3. Voltee y cocine por 2 minutos más y transfiera a un tazón.
4. Agregue el jugo de 1 lima, revuelva para cubrir y mantenga caliente.
5. Ponga el aguacate en un bol y tritúrelo con un tenedor.
6. Agrega el cilantro, los chiles, el tomate, la cebolla y el jugo de 2 limones y revuelve bien todo.
7. Divida los calamares en platos, cubra con guacamole y sirva.

¡Disfrutar!

Nutrición: calorías 500, grasa 43, fibra 6, carbohidratos 7, proteína 20

Delicia de camarones y coliflor

¡Se ve bien y tiene un sabor increíble!

Tiempo de preparación: 10 minutos.

Tiempo de cocción: 15 minutos.

Porciones: 2

Ingredientes:

- 1 cucharada de ghee
- 1 cabeza de coliflor, floretes separados
- 1 libra de camarones, pelados y desvenados
- ¼ taza de leche de coco
- 8 onzas de champiñones, picados en trozos grandes
- Una pizca de hojuelas de pimiento rojo
- Sal y pimienta negra al gusto
- 2 dientes de ajo picados
- 4 rebanadas de tocino
- ½ taza de caldo de res
- 1 cucharada de perejil finamente picado
- 1 cucharada de cebollino picado

Direcciones:

1. Calienta una sartén a fuego medio alto, agrega el tocino, cocina hasta que esté crujiente, transfiere a toallas de papel y deja a un lado.
2. Caliente otra sartén con 1 cucharada de grasa de tocino a fuego medio alto, agregue los camarones, cocine por 2 minutos por cada lado y transfiera a un tazón.
3. Calienta la sartén nuevamente a fuego medio, agrega los champiñones, revuelve y cocina por 3-4 minutos.
4. Agregue el ajo, las hojuelas de pimienta, revuelva y cocine por 1 minuto.
5. Agregue el caldo de res, sal, pimienta y devuelva los camarones a la sartén también.
6. Revuelva, cocine hasta que todo espese un poco, retire del fuego y mantenga caliente.
7. Mientras tanto, ponga la coliflor en su procesador de alimentos y píquela.
8. Coloque esto en una sartén caliente a fuego medio alto, revuelva y cocine por 5 minutos.
9. Agregue el ghee y la mantequilla, revuelva y mezcle con una licuadora de inmersión.
10. Agregue sal y pimienta al gusto, revuelva y divida en tazones.
11. Cubra con la mezcla de camarones y sirva con perejil y cebollino espolvoreado por todas partes.

¡Disfrutar!

Nutrición: calorías 245, grasa 7, fibra 4, carbohidratos 6, proteína 20

Salmón Relleno De Camarones

¡Pronto se convertirá en una de tus recetas cetogénicas favoritas!

Tiempo de preparación: 10 minutos.

Tiempo de cocción: 25 minutos.

Porciones: 2

Ingredientes:

- 2 filetes de salmón
- Un chorrito de aceite de oliva
- 5 onzas de camarones tigre, pelados, desvenados y picados
- 6 champiñones picados
- 3 cebollas verdes picadas
- 2 tazas de espinaca
- ¼ taza de nueces de macadamia, tostadas y picadas
- Sal y pimienta negra al gusto
- Una pizca de nuez moscada
- ¼ de taza de mayonesa

Direcciones:

1. Calienta una sartén con el aceite a fuego medio alto, agrega los champiñones, la cebolla, la sal y la pimienta, revuelve y cocina por 4 minutos.
2. Agregue las nueces de macadamia, revuelva y cocine por 2 minutos.
3. Agregue la espinaca, revuelva y cocine por 1 minuto.
4. Agregue los camarones, revuelva y cocine por 1 minuto.
5. Retirar del fuego, dejar reposar unos minutos, agregar mayonesa y nuez moscada y remover bien.
6. Haga una incisión a lo largo en cada filete de salmón, espolvoree sal y pimienta, divida la mezcla de espinacas y camarones en incisiones y colóquelas en una superficie de trabajo.
7. Calentar una sartén con un chorrito de aceite a fuego medio-alto, agregar el salmón relleno, con la piel hacia abajo, cocinar por 1 minuto, bajar la temperatura, tapar la sartén y cocinar por 8 minutos.
8. Ase durante 3 minutos, divida entre platos y sirva.

¡Disfrutar!

Nutrición: calorías 430, grasa 30, fibra 3, carbohidratos 7, proteína 50

CPSIA information can be obtained
at www.ICGtesting.com
Printed in the USA
LVHW011709160521
687588LV00002B/126

9 781802 901054